BEI GRIN MACHT SICH IHR WISSEN BEZAHLT

- Wir veröffentlichen Ihre Hausarbeit, Bachelor- und Masterarbeit

- Ihr eigenes eBook und Buch - weltweit in allen wichtigen Shops

- Verdienen Sie an jedem Verkauf

Jetzt bei www.GRIN.com hochladen und kostenlos publizieren

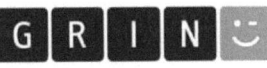

Bibliografische Information der Deutschen Nationalbibliothek:

Die Deutsche Bibliothek verzeichnet diese Publikation in der Deutschen National-
bibliografie; detaillierte bibliografische Daten sind im Internet über http://dnb.d-
nb.de/ abrufbar.

Impressum:

Copyright © 2015 GRIN Verlag, Open Publishing GmbH
Druck und Bindung: Books on Demand GmbH, Norderstedt Germany
ISBN: 9783668395893

Dieses Buch bei GRIN:

http://www.grin.com/de/e-book/353392/beratungs-und-schulungsbedarf-von-pfle-
genden-angehoerigen-deckt-das-konzept

Wilhelm Schmidt

Beratungs- und Schulungsbedarf von pflegenden Angehörigen. Deckt das Konzept der familialen Pflege den Bedarf?

GRIN Verlag

GRIN - Your knowledge has value

Der GRIN Verlag publiziert seit 1998 wissenschaftliche Arbeiten von Studenten, Hochschullehrern und anderen Akademikern als eBook und gedrucktes Buch. Die Verlagswebsite www.grin.com ist die ideale Plattform zur Veröffentlichung von Hausarbeiten, Abschlussarbeiten, wissenschaftlichen Aufsätzen, Dissertationen und Fachbüchern.

Besuchen Sie uns im Internet:

http://www.grin.com/

http://www.facebook.com/grincom

http://www.twitter.com/grin_com

Die Familiale Pflege

Deckt das Konzept der Familialen Pflege den Beratungs- und Schulungsbedarf von pflegenden Angehörigen?

16.07.2015

Inhaltsverzeichnis

Abkürzungsverzeichnis

Abb.	Abbildung
AOK	Allgemeine Ortskrankenkasse
bzw.	beziehungsweise
bspw.	beispielsweise
DNQP	Deutsches Netzwerk für Qualitätsentwicklung in der Pflege
p.	englisch: page (Seite)
SGB	Sozialgesetzbuch
u.a.	unter anderem
z.B.	zum Beispiel

1. Einleitung

Das Konzept der „Familialen Pflege" richtet sich an pflegende Angehörige und pflegende Familien und soll, ausgehend vom Krankenhaus, die reibungslose Überleitung in die häusliche Umgebung ermöglichen. Ausgebildete Pflegetrainer übernehmen die Funktion, Angehörigen in diesem Prozess bis zu sechs Wochen nach dem Aufenthalt informierend, beratend und schulend beiseite zu stehen. Angehörige von Pflegebedürftigen, die die häusliche Versorgung sicherstellen, sind hohen Belastungssituationen ausgesetzt. Viele sind dadurch begründet, dass ihnen Wissen oder Fähigkeiten im Umgang mit dem Pflegebedürftigen, dem Gesundheitswesen oder der eigenen Belastungssituation fehlt.

Diese Arbeit zielt darauf ab, zu ermitteln, ob das Konzept den Anforderungen der Zielgruppe pflegender Angehöriger gerecht wird.

Dazu werden zunächst über die Perspektiven der Familienstrukturen, des demographischen Wandels und der Veränderung der Institution Krankenhaus hinsichtlich der Versorgung Pflegebedürftiger, die relevanten Informationen für die Überleitung abgeleitet.

Im Anschluss daran wird die Zielgruppe „pflegende Angehörige" definiert und es werden Merkmale beschrieben, mit denen sich die Angehörigen voneinander unterscheiden lassen. Danach wird ermittelt, welche unterschiedlichen Motive Angehörige haben, sich für die Versorgung und Pflege bereitzuerklären. Sodann soll ergründet werden, welche Belastungssituationen sie erleben und wodurch diese begründet sind.

Nachdem die Besonderheiten von pflegenden Angehörigen herausgearbeitet worden sind, folgt die Überleitung zum Konzept der familialen Pflege. Dieses wird zunächst anhand seiner Grundannahmen und Ziele beschrieben. Mit der Erläuterung der einzelnen Angebote erfolgen Zwischenfazits, die Rückschlüsse auf die Übereinstimmung von Bedarf und Angebot ermöglichen.

Ein Gesamtfazit beschließt die Arbeit.

2. Problemhintergrund

Die Überleitung von pflegebedürftigen Patienten aus dem Krankenhaus in die häusliche Umgebung wird von verschiedenen Faktoren beeinflusst. Zunächst nähern sich die Autoren über drei verschiedene Perspektiven, die auf die Überleitung einwirken.

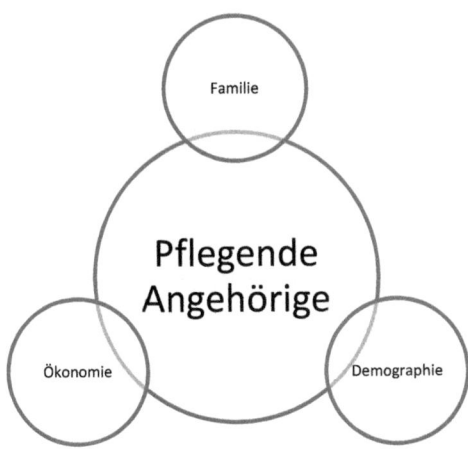

Abb.1: Problemhintergrund (eigene Grafik)

2.1. Wandel der Familie

Der erste Aspekt, der sich auf die Überleitung in die häusliche Pflegesituation auswirkt, ist die pflegende Familie oder Angehörige. Die Familie gilt als die zentrale Institution für Pflege. Von den 2,63 Millionen älteren, multimorbiden und dementiell veränderten, pflegebedürftigen Menschen werden 71 % zuhause versorgt. Das entspricht knapp 1,87 Millionen Menschen. Von diesen 71 % werden wiederum 47 %, also circa 900.000 Pflegebedürftige ohne Zuhilfenahme von ambulanten Diensten gepflegt – also alleine von den Familien. Gröning, Lienker und Sander (2015) gehen davon aus, dass sich familiale Pflegestrukturen in Zukunft wandeln werden. Das bedeutet, dass die Pflege durch Ehepartner steigt; in Zukunft aber auch hochaltrige Migranten wachsenden Bedarf entwickeln und junge Angehörige, speziell Enkel, als Pflegende tätig werden. Des Weiteren gehen sie davon aus, dass die Hausfrauenehe schwindet und dass sich durch die Zunahme der Berufstätigkeit von Frauen die Verteilung der häuslichen Aufgaben verändert. Es ist zu erwarten, dass auch Männer aktiver in Pflegesituationen eingebunden sind, sodass die Bedeutung von der Vereinbarkeit von Pflege und Beruf zunehmen wird. (Gröning, Lienker & Sander, 2015, p. 6)

Betrachtet man die Verteilung der Pflegebedürftigen und die zukünftige Bedeutung der Familie, ist also davon auszugehen, dass aus Krankenhäusern weiterhin viele Pflegebedürftige in die Familien übergeleitet werden. Die Familie stellt weiterhin deutschlandweit den größten „ambulanten Pflegedienst" dar. Jedoch werden sich vermutlich in Zukunft die familialen Strukturen wandeln, sodass eventuell auch ein Wandel des Beratungs- und Versorgungsbedarfs während der Überleitung notwendig wird.

Der zweite Aspekt, der auf die familiale Pflege wirkt, ist der demographische Wandel – die Veränderung der Altersstruktur in unserer Gesellschaft.

2.2. Wandel der Altersstrukturen

Als Folge des Geburtenrückgangs, den steigenden Lebenserwartungen und der zu erwartenden Bevölkerungsströmungen, ist davon auszugehen, dass unsere Gesellschaft altert. Während noch im Jahr 2005 circa 10.000 Menschen über 100 Jahre alt waren, wird die Zahl bis zum Jahr 2050 auf etwa 114.700 Menschen ansteigen. (Langhoff, 2009, p. 7 ff.) Die Situation der deutschen Gesellschaft lässt sich auch auf die Institution Krankenhaus übertragen. Während im Land Nordrhein-Westfalen im Jahr 2010 circa 24 Prozent von Patientinnen und Patienten über 74 Jahre alt waren, so werden es vermutlich im Jahr 2050 knapp 45 Prozent sein. (Gröning, Lienker & Sander, 2015, p. 5) Mit der zunehmenden Zahl älterer Menschen steigt parallel auch die Zahl der Pflegebedürftigen. Menschen, die auf langfristige Hilfe angewiesen sind, haben in den letzten Jahren kontinuierlich zugenommen. Jeder zweite Mann und zwei von drei Frauen, werden im Laufe ihres Lebens pflegebedürftig. (Sonntag, Reibnitz, 2014, p. 5)

5

Es wird also vermutlich einen Wandel in der Verteilung der Altersstrukturen im Krankenhaus geben. Es kann davon ausgegangen werden, dass immer älter werdende Menschen eine Zunahme von Pflegebedürftigkeit und Krankheit bewirkt. Das bedeutet neue Anforderungen an das Entlassungs- und Überleitungsmanagement, was Familien und Krankenhäuser vor viele Herausforderungen stellt.

2.3. Unternehmen Krankenhaus

Zu den beiden beschriebenen Faktoren, die Einfluss auf die familiale Pflegeübernahme nehmen – bzw. auf die Überleitung von Pflegebedürftigen oder pflegebedürftig Gewordenen in die häusliche Umgebung, müssen auch die ökonomischen Aspekte des Krankenhausmanagements betrachtet werden. Die wachsende Anzahl der Pflegebedürftigen muss mit knapper werdenden Ressourcen versorgt werden.

Vor der Einführung der Fallpauschalen wurde dem Krankenhaus eine „Auffangfunktion" für ältere Menschen in Problemlagen zugeschrieben, von dem aus Zugang zu weiteren Versorgungsmöglichkeiten gesteuert werden konnte. (Garms-Homolova & Schaeffer, 1989, p. 119)

Die, durch die Einführung der Fallpauschalen bewirkte drastische Reduzierung der Krankenhausverweildauer, und der zunehmende Abbau von Krankenhausbetten, bewirkt an dieser Stelle bei Pflegebedürftigen häufig risikoreiche Entlassungen. Auch das Deutsche Netzwerk für Qualitätsentwicklung in der Pflege (DNQP) beschreibt in seinem Expertenstand – „Entlassungsmanagement in der Pflege", dass Patienten mit chronischen und schwerwiegenden Erkrankungen künftig schneller entlassen werden. Dadurch steigt die Zahl der Menschen, die poststationär noch weiteren Versorgungsbedarf haben. (DNQP, 2009, p. 20 f.) Für die Sicherstellung der häuslichen Versorgung, der Vorbereitung der häuslichen Umgebung und das Einstellen auf die, evtl. neue, Pflegesituationen bedeutet dass zum anderen einen immer kürzeren zeitlichen Handlungsspielraum. Den Familien und dem Krankenhaus bleiben im Schnitt nur knapp acht Tage Zeit die häusliche Situation vorzubereiten. (Gröning, Lienker & Sander, 2015, p. 5)

Dieser Rationalisierungsdruck auf Krankenhäuser führt nicht nur dazu, dass Patienten schneller entlassen werden, sondern auch dazu, dass sie teilweise vor ihrer vollständigen Genesung nach Hause entlassen werden. Die Konsequenz ist eine qualitative Veränderung der häuslichen Pflegesituation, hin zu komplexeren Versorgungsituationen. (Dörpinghaus, 2004, p. 11) Gittler-Hebestreit (2006) verweist an dieser Stellte darauf, dass Versorgungsaufgaben durch medizinische Indikation (die sogenannte Behandlungspflege) jedoch in der Regel nur begrenzt von Angehörigen durchgeführt werden kann. (Gittler-Hebestreit, 2006, p. 73)

Vermeidet das Krankenhauspersonal den Kontakt zu Angehörigen während der Entlassungsplanung zu pflegen und zu intensivieren; unterlassen zudem, notwendige Informationen, Beratung, Anleitung und Schulung anzubieten, kommt es zu Schnittstellen- und Versorgungsproblemen im Sinne der Pflegesituation in der häuslichen Umgebung. (Dangel, 2004, p. 13)

Diesen vielschichtigen Problemlagen muss das Krankenhaus professionell und konzeptionell entgegentreten, da eine wachsende Zahl von Pflegebedürftigen in einem immer kürzer werdenden Zeitraum, in familiale Strukturen und häusliche Umgebung geleitet werden müssen. Um zu ermitteln, in welchen Bereichen der Beratungsbedarf pflegender Angehöriger liegt, wird im kommenden Abschnitt die Zielgruppe näher beleuchtet.

3. Zielgruppe „pflegende Angehörige"

Um konzeptionelle Maßnahmen durchzuführen, wird zunächst durch vorab festgelegte Kriterien eine Zielgruppenauswahl getroffen. Soziodemographische Faktoren können dazu dienen, eine Zielgruppe genauer zu beschreiben. Neben Alter, Geschlecht und kulturellem Hintergrund gehört auch Kontextzugehörigkeit oder beispielsweise Berufstätigkeit und gesellschaftlicher Status zu den Faktoren. (Lutz et al., 2012, S. 141)

Unter pflegenden Angehörigen versteht man Menschen, die in ihrer Grundhaltung unentgeltlich einen älteren Menschen zu Hause, aber auch in einer vollstationären Einrichtung unterstützen oder für die Sicherung der Versorgung organisatorisch tätig sind. Meist gibt es eine Hauptpflegeperson, die vorwiegend die Pflege durchführt. Als pflegende Angehörige sind mittlerweile nicht mehr nur die nächsten Verwandten zu bezeichnen; auch Freunde, Bekannte, Nachbarn oder andere Personen zu denen ein meist jahrelanges Vertrauensverhältnis besteht, fallen unter diese Kategorie. (Allwicher, 2009, p. 39)

3.1. Merkmale der Zielgruppe

Pflegende Angehörige sind eine heterogene Zielgruppe und lassen sich nach den benannten Merkmalen (u.a. Alter, Geschlecht und Berufstätigkeit) beschreiben. Diese Merkmale werden im kommenden Abschnitt durch zwei verschiedene wissenschaftliche Untersuchungen herausgestellt.

Die Studie der Techniker-Krankenkasse „Pflegen: Belastungen sozialer Zusammenhalt – Eine Befragung zur Situation pflegender Angehöriger" aus dem Jahr 2014 hat mit einem strukturierten Fragebogen 1007 pflegende Angehörige in computergestützten Interviews befragt. Die Probanden waren Menschen, die das 18. Lebensjahr vollendet hatten und eine Pflegebedürftige Person mit Pflegestufe 0-3 ehrenamtlich und ambulant betreuen. (Bestmann et al., 2014, p. 8)

Die Stichprobe bestand zu 79 % aus weiblichen Personen. Die größte Gruppe hinsichtlich der Altersverteilung stellten mit 52 % die 50 – 65 Jährigen dar. Bei 50 % der Befragten handelte es sich um enge Verwandte, meistens Kinder. Darauf folgten mit 18 % die Lebenspartner. Mit dem Pflegebedürftigen in einem Haushalt lebten 41 % der Menschen und knapp 70 % kümmerten sich täglich um den Angehörigen. (Bestmann et al., 2014, p. 11)

Eine weitere Studie, die sich unter anderem mit den Belastungen pflegender Angehöriger auseinander gesetzt hat, ist die Erhebung zu den Möglichkeiten und Grenzen selbstständiger Lebensführung in privaten Haushalten (MUG).

Nach einer Ausschreibung vom Bundesministerium im April 2001, wurde in der dritten Durchführung der Erhebung das Ziel gesetzt einen Überblick über den Hilfe- und Unterstützungsbedarf älterer Menschen zu erhalten. Ermittelte Daten geben Auskunft über Hilfe und Pflege im ambulanten Bereich, über Entwicklungen sowie die Situation und Qualität der häuslichen Pflege. Besonderes Augenmerk wird auf demenzerkrankte Menschen im häuslichen Bereich gelegt. (Schneekloth & Wahl, 2005, p. 13) Basierend auf einer Querschnittserhebung stützen sich die Informationen der Untersuchung auf 57.617 Personen. (Schneekloth & Wahl, 2005, p. 56)

Nach Schneekloth und Wahl (2005) gehören die Ergebnisse der ersten MUG-Studie zu den besten deutschen Datensätzen mit über 400 interviewten Angehörigen. Die demographischen Merkmale verteilten sich in dieser Erhebung wie folgt. Zu Lasten der Frauen bestätigte sich das bereits von Bestmann et al. (2014) beschriebene Ungleichgewicht. Es erfolgte jedoch eine differenzierte Betrachtung der Pflege durch Männer. So zeigte sich, dass in den neuen Bundesländern fast doppelt so viele Männer in Pflegesituationen involviert waren, als in den alten Bundesländern. Die hauptsächlich Pflegenden sind aber auch hier Töchter, Ehefrauen und Schwiegertöchter. (Schneekloth & Wahl, 2005, p. 41) In der dritten Erhebung erhielten 92 % aller Pflegebedürftigen von den nächsten Angehörigen regelmäßig private Unterstützung. Die Hauptpflegeperson war bei Verheirateten häufig der Ehepartner, bei Verwitweten die eigenen Kinder. Die Mehrheit der Pflegenden war 55 Jahre oder älter. (Schneekloth & Wahl, 2005, p. 76 f.)

3.2. Motiv zur Übernahme der Pflegetätigkeit

Pflegende Angehörige lassen sich zudem aufgrund ihrer Motivation und ihres Motivs zur Übernahme der Pflegetätigkeit unterscheiden. Fast 50 % der Befragten pflegten ihren Angehörigen aufgrund eines Pflichtgefühls oder engen Familienzusammenhalts. Mitgefühl und emotionale Bindungen waren weitere Gründe für die Bereitschaft. Auch pragmatische Gründe, wie die räumliche Nähe zum Pflegebedürftigen, wurden genannt. Zudem ließ sich unterscheiden, dass Alter und Motivation der pflegenden Angehörigen

in Beziehung zu einander steht. So gaben über 66-jährige häufiger Pflichtge-
fühl als Menschen zwischen 18 und 49 Jahren an. (Bestmann et al., 2014, p.
12)

Auch in der MUG-Studie ist es bei Angehörigen häufig die persönlich emp-
fundene Verantwortung die zur Pflegeübernahme führt. Sie wollen beispielsweise ihren Eltern ein Leben zu Hause oder in der eigenen Familie
ermöglichen. (Schneekloth & Wahl, 2005, p. 84)

3.3. Belastungssituationen der pflegenden Angehörigen

Die Betreuung und Versorgung von Pflegebedürftigen wird von der Mehrheit der Angehörigen als sehr belastend empfunden. In der Untersuchung
von Schneekloth und Wahl (2005) sind 42 % der Pflegenden stark und weitere 41 % sogar sehr stark belastet. Kritisch auf die Situation pflegender
Angehöriger wirkt sich unter anderem die fehlende Versorgung mit Hilfsmitteln aus. Höhere Belastungssituationen gehen aber auch oft mit der psychischen und kognitiven Veränderung der Pflegebedürftigen einher (beispielsweise im Rahmen von Demenz und herausfordernden Verhaltensweisen). (Schneekloth & Wahl, 2005, p. 86 f.) In der Pflege-Studie der Techni-
kerkrankenkasse wurde jede dritte Pflegesituation mit einer Demenzerkran-
kung begründet. (Bestmann et al., 2014, p. 11)

Ein weiterer belastender Faktor ist die Berufstätigkeit. Bestmann et al.
(2014) führen auf, dass immer mehr pflegende Angehörige die Pflegetätigkeit trotz Berufstätigkeit übernehmen und die Vereinbarkeit von Pflege und
Beruf einen wachsenden Stellenwert erhält. Bereits in dieser Studie waren
die Probanden zu 46 % voll- oder teilzeitbeschäftig. Fast jeder Dritte hat
seine Arbeitszeit aufgrund der Pflegetätigkeit reduziert. (Bestmann et al.,
2014, p. 14) Die in der MUG III Erhebung quantifizierte durchschnittliche
wöchentliche Pflegeleistung von pflegenden Angehörigen lag bei 36,7
Stunden. Diese Zeit entspricht in etwa bereits einer Vollzeitberufstätigkeit.
(Schneekloth & Wahl, 2005, p. 78) Diese Konstellation, also die Pflegetätigkeit und Aufrechterhaltung der Berufstätigkeit führt zu hochbelastenden

und dadurch instabilen Versorgungssituationen. (Schneekloth & Wahl, 2005, p. 87)

Als weiterer signifikanter Prädikator für Belastungssituationen pflegender Angehöriger und belasteten Pflegesettings wird die „Rund um die Uhr" Verfügbarkeit der Hauptpflegeperson genannt. (Schneekloth & Wahl, 2005, p. 87)

Trotz der hohen Belastungssituationen nehmen nur 16 % der befragten Pflegenden regelmäßig entlastende Beratungs- oder Unterstützungsangebote wahr. Weitere 37 % nutzen diese Angebote zumindest ab und zu. Nur knapp jeder Zweite ist in ein externes Unterstützungsnetzwerk eingebunden. Schneekloth und Wahl (2005) verweisen auf einen dringenden Bedarf diese Lücken zu schließen, um die familialen Pflegepotentiale zu stabilisieren. Sie plädieren auf einen Ausbau von Beratungs- und Qualifizierungsangeboten für pflegende Angehörige. Vor allem Angehörige, die die Pflegesituation ohne professionelle Hilfeleistungen tragen und die, die sich um die Versorgung von Menschen mit kognitiven Einschränkungen kümmern, brauchen zielführende Angebote, da sie signifikant weniger in Beratungsstrukturen eingebunden sind. (Schneekloth & Wahl, 2005, p. 76 f.)

Ähnlich beschreiben Bestmann et al. (2014) die Inanspruchnahme von Entlastungsangeboten. Beispielsweise gaben 92 % der Befragten an, Angebote der Tagespflege zu kennen, genutzt werden diese jedoch bloß von rund 20 %. Von den zusätzlichen Betreuungsleistungen (vor allem bei an Demenz erkrankten Pflegebedürftigen) wussten 82 %, aber nur 20 % nahmen diese Angebote in Anspruch. (Bestmann et al., 2014, p. 13)

3.4. Bedürfnisse pflegender Angehöriger

Neben den beschriebenen Belastungssituationen bestehen auch formulierte Bedürfnisse. Mehr Informationen und Beratung zur Pflegeversicherung und zu Entlastungsangeboten, sowie zur Organisation des Pflegealltags wünschen sich pflegende Angehörige. Sie wollen Pflegetechniken erlernen, Entspannungstechniken einüben und auf besondere Verhaltensweisen (bei-

11

spielsweise Aggressivität) der Pflegebedürftigen vorbereitet werden, um angemessen handlungsfähig zu werden. (Bestmann et al., 2014, p. 14)

Angehörige haben auch das Bedürfnis nach Hilfestellung bei der Beantragung von Leistungen und die Vermittlung zu Leistungserbringern. Sie benötigen die richtige Hilfe zur richtigen Zeit. Sie müssen geeignet informiert und geschult sein, beispielsweise Medikamentenwirkungen kennen oder Warnsignale von Krankheit. Sie möchten bei der Genesung des Pflegebedürftigen mitwirken. (Wiedenhöfer et al., 2010, p. 43 f.)

4. Konzept der familialen Pflege

Das Förderprogramm der familialen Pflege ist ein Projekt der Universität Bielefeld. Diese ist zuständig für die Konzeptentwicklung, das Management und die Mittelverwaltung. Finanziert wird das Projekt über die Pflegekasse von der Allgemeinen Ortskrankenkasse (AOK) Rheinland / Hamburg und die Pflegekasse von der AOK NordWest, die die Gelder aus dem Sozialgesetzbuch (SGB) XI bereitstellen, unabhängig von der Kassenzugehörigkeit der pflegenden Familie. (Gröning, Lienker & Sander, 2015, p. 9)

4.1. Grundannahmen und Interventionsziele

In dem Programm sollen Pflegetrainer die Fähigkeiten und Kompetenzen von pflegenden und sorgenden Familien unterstützen. Die Pflegetrainer sind Pflegefachkräfte, die in einer wissenschaftlichen Weiterbildung lernen, Gesprächs- und Beratungstechniken, Pflegetrainings und Initialpflegekurse durchzuführen. Diese Weiterbildung erstreckt sich über zehn Präsenztage in einem Zeitraum von zwei Jahren und sieben Studienbriefen, die im Rahmen von Selbststudium bearbeitet werden. (Gröning, Lienker & Sander, 2015, p. 13)

Die wichtigsten Aspekte des Projekts sind Information, Beratung, Praxisanleitung und Bildung im Kontext familialer Pflege. (Gröning, Lienker & Sander, 2015, p. 4)

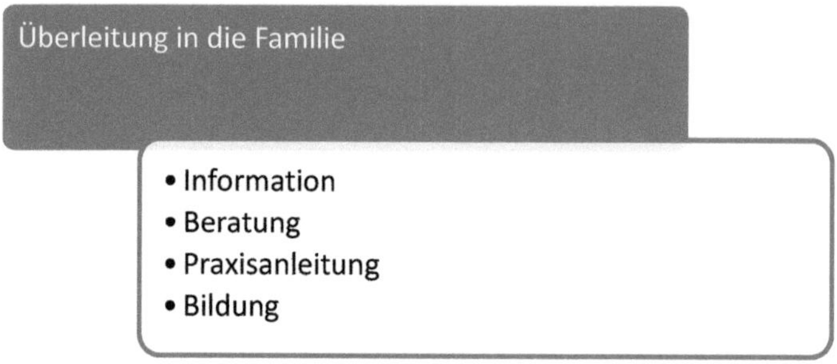

Überleitung in die Familie

- Information
- Beratung
- Praxisanleitung
- Bildung

Abb. 2: Schwerpunkte der familialen Pflege (eigene Grafik, ein Anlehnung an Gröning, Lienker & Sander, 2015, p. 4)

Diese vier beschriebenen Schwerpunkte sollen Familien dazu befähigen, die Pflegetätigkeit zu übernehmen und die aufkommenden Herausforderungen zu bewältigen. Das Projekt der familialen Pflege entwickelt somit Unterstützungsleistungen für die Pflegenden. Krankenhäuser haben durch die Teilnahme an dem Projekt die Chance den Übergang in die häusliche Pflege von pflegebedürftigen Patienten zu optimieren. (Gröning, Lienker & Sander, 2015, p. 8)

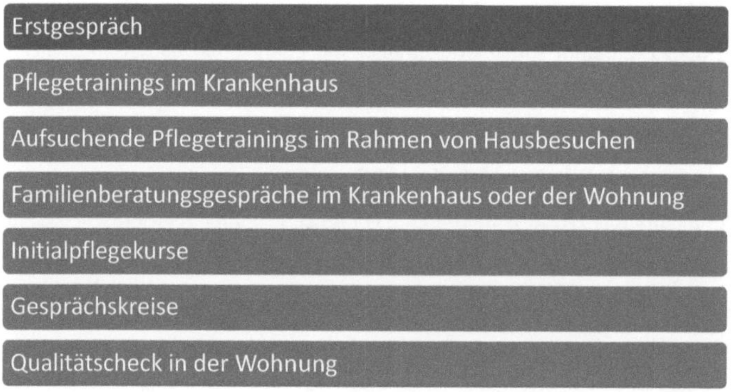

Erstgespräch

Pflegetrainings im Krankenhaus

Aufsuchende Pflegetrainings im Rahmen von Hausbesuchen

Familienberatungsgespräche im Krankenhaus oder der Wohnung

Initialpflegekurse

Gesprächskreise

Qualitätscheck in der Wohnung

Abb. 3: Angebote der familialen Pflege (eigene Grafik in Anlehnung an Gröning, Lienker & Sander, 2015, p. 9)

13

4.2. Erstgespräche

Den Einstieg in die Beratungssituation und in das Förderprogramm mit den verschiedenen Angeboten bildet das Erstgespräch.

In dem Erstgespräch wird den Angehörigen Raum und Zeit gegeben, um ihre Sorgen, Ängste und Fragen darzubringen. Die Pflegetrainer begegnen den Angehörigen wertschätzend. Die Kommunikation erfolgt herrschaftsfrei – auf Augenhöhe. Die Trainer machen sich in diesem Gespräch ein Bild der aktuellen Situation, ohne dabei direkt Lösungen für die Angehörigen zu formulieren und präsentieren. Sie informieren sich über Diagnosen, auf Basis derer sie den poststationären Pflegebedarf erfassen und erörtern. Teilweise enden die Auftaktgespräche mit ersten praktischen Übungen. (Gröning, Lienker & Sander, 2015, p. 10)

Wiedenhöfer et al. (2010) führt auf, dass Angehörige im Entlassungsprozess vor allem die richtige Hilfe zur richtigen Zeit benötigten. Welche Hilfe die Richtige ist, kann im Beratungsprozess, bestenfalls im Erstgespräch, ermittelt bzw. zumindest umrissen werden. Weiterhin wird aufgeführt, dass die geeigneten Informationen und Schulungen, sowie Zugangswege zu entsprechenden Leistungen bedeutsam sind. Auch hier kann das Erstgespräch ansetzen. Es wird der Bedarf von Information und Schulung ermittelt und in den kommenden Angeboten aufgegriffen. (Wiedenhöfer et al., 2010, p. 43 f.) Das Gesundheitswesen besitzt eine heterogene Struktur mit vielen verschiedenen Kostenträgern und Leistungserbringern. Wenn Angehörigen diese Strukturen nicht erläutert werden, kann sich diese Situation negativ auf den Pflegealltag auswirken. (Matschke, 2010, p. 3)

Da das Erstgespräch den Zugang zu den folgenden Angeboten bietet und die Studienlage darauf verweist, dass Beratungsangebote nur selten genutzt werden, erscheint es besonders bedeutungsvoll, dass dieses Angebot den Angehörigen im Krankenhaus niederschwellig bereitgestellt wird. Um die Angehörigen zu motivieren auch weitere Entlastungsangebote zu nutzen und dadurch häusliche Pflegesettings zu stabilisieren, sollte das Erstgespräch eine positive und wertschätzende Beziehung schaffen.

4.3. Familiengespräche

Die Familiengespräche gelten in dem Programm der familialen Pflege als fundamental. Um in der Familie ein sogenanntes Pflege- und Sorgenetzwerk zu schaffen, sind diese Gespräche ein wichtiges Element in dem Angebotsspektrum. Sie sollen dazu dienen, dass die Verantwortungen innerhalb der Familie gerecht verteilt werden können. Gröning Lienker & Sander (2015) beschreiben, dass diese Verantwortungsverteilung auf die verschiedenen „Schultern" der Familie und des sozialen Umfeld fast immer zur Zufriedenheit der Anwesenden führt. Die Familiengespräche sollen dazu führen, dass die Pflegesituation realistisch, geschlechtergerecht und geplant stattfinden kann. (Gröning, Lienker & Sander, 2015, p. 12)

Gröning, Lienker & Sander (2015) entgegen den Theorien des sozialen Wandels, in denen die familialen Strukturen auseinanderfallen, das Engagement der Familien sich um Pflegebedürftige zu kümmern. Sie sprechen von einem Wandel der Familie, in welchem mit Fokus auf die Pflegeübernahme, die Ehepartnerpflege an Bedeutung gewinnen wird und künftig häufiger Enkelkinder in Pflegesituationen eingebunden sein werden. Weiterhin führen sie auf, dass Pflege nicht mehr reine „Frauensache" bleibt, sondern auch Männer Hilfestellungen bieten und die Vereinbarkeit von Pflege und Beruf wichtiger sein wird. (Gröning, Lienker & Sander, 2015, p. 6)

Schneekloth und Wahl (2005) beschreiben in ihrem Abschlussbericht zur dritten Studie von Möglichkeiten und Grenzen selbstständiger Lebensführung in privaten Haushalten die Ergebnisse über Familie und Belastungen der pflegenden Familie aus der ersten MUG. Sie erläutern dort den erwarteten Rückgang des familialen Unterstützungspotentials durch verschiedene Faktoren (bspw. erhöhte Erwerbstätigkeit von Frauen, größere Entfernung zu Kindern, u.a.). Sie gehen davon aus, dass sich die Bereitschaft zur Übernahme von Pflegetätigkeiten um 30% reduzieren wird. Des Weiteren wird ein Anstieg alleinlebender Pflegebedürftiger vermutet. In der aktuellen Studie – der MUG III- wird demgegenüber betont, dass es umso bemerkenswerter ist, dass die Pflegeleistungen von Angehörigen weiterhin in so großem Umfang und über eine lange Zeit kontinuierlich erbracht werden. (Schneekloth & Wahl, 2005, p.41)

Bei der Pflege von Angehörigen kann es auch zu Erschöpfungssymptomen, dem sogenannten „Burnout" kommen. Wenn sie sich kontinuierlich für die pflegebedürftige Person verantwortlich fühlen, vernachlässigen sie ihr eigenes Wohlergehen. (Döbele, 2008, p. 5) Die Familiengespräche können dazu dienen, die Verantwortung der Pflegesituation auf mehrere Familienmitglieder zu verteilen und somit die Verantwortung des Einzelnen zu reduzieren.

4.4. Pflegetrainings

In den Pflegetrainings sollen die Angehörigen Handlungskompetenz erwerben. Sie sollen individuell für die jeweiligen Angehörigen geplant und durchgeführt werden. Die Inhalte werden auf den jeweiligen Bedarf zugeschnitten. Beispielsweise können Kenntnisse über Mobilisation vermittelt werden. Voraussetzung für das Pflegetraining ist eine Pflegestufe oder eine zu erwartende Pflegestufe des Pflegebedürftigen. (Gröning, Lienker & Sander, 2015, p. 10) Auch Gittler-Hebestreit (2006) hebt, neben der Information über Angebote und Leistungen, die Bedeutung der Vermittlung von notwendiger Handlungskompetenz im Entlassung, bzw. Überleitungsprozess hervor. (Gittler-Hebestreit, 2006, p. 32)

In der Regel sind die Kenntnisse, die für die Pflege notwendig sind, nicht im Vorfeld in der Familie vorhanden. Für einen gelungen Übergang in die häusliche Versorgung sind aber die spezifischen Kenntnisse der pflegerischen Versorgung notwendig. Aus diesem Grund sollen bereits in der Überleitung von Krankenhaus in die Häuslichkeiten den Angehörigen wichtige Handlungskompetenzen vermittelt werden. (Gröning, Lienker & Sander, 2015, p. 10)

Das Erbringen von Leistungen der Grund- und Behandlungspflege, welches eigentlich von ausgebildetem Fachpersonal durchgeführt wird, kann Angehörige in negative Stresssituationen versetzen. Sie überwachen ärztlich verordnete Therapien und bedienen teilweise medizinisch-technische Geräte.

(Döbele, 2008, p. 5) Die Pflegetrainings können dieser Herausforderung frühzeitig begegnen. So können die versierten Pflegetrainer bereits Grundlagen zu den Pflegetechniken an die Angehörigen vermitteln und dadurch verhindern, dass sie von den Aufgaben „überrascht" werden.

Die Pflegetrainings enden in dem Programm der familialen Pflege nicht im Krankenhaus oder mit dem Tag der Überleitung, sondern sind noch bis zu sechs Wochen nach dem stationären Aufenthalt möglich. Das ist zum einen bedeutsam, da die häusliche Umgebung nichts mit der Krankenhaussituation gemeinsam hat und Angehörige häufig vor ganz andere Herausforderungen stellt. (Gröning, Lienker & Sander, 2015, p. 11)

Zum anderen reduziert die drastische Verkürzung der Krankenhausverweildauer den Handlungskorridor der Pflegetrainer. Die durchschnittliche Verweildauer reduzierte sich von 1991 bis 2000 um 30,8 %. (DNQP, 2009, p. 20 f.) Aktuell liegt die durchschnittliche Verweildauer bei 7,6 Tagen. (Gröning, Lienker & Sander, 2015, p. 5)

Dadurch haben die Pflegetrainer häufig nicht ausreichend Zeit, den Angehörigen die notwendigen Kompetenzen zu vermitteln. Die häuslichen Pflegetrainings sind eine Erweiterung des Entlassungsmanagements. In der risikoreichen Überleitungszeit können professionell Pflegende die Angehörigen bei der Übernahme der Tätigkeiten, bei dem Einüben von Abläufen, im Umgang mit Hilfsmitteln oder in Krisensituationen unterstützen. (Gröning, Lienker & Sander, 2015, p. 11) Die Pflegetrainings sollten auch dazu dienen, Angehörige darin zu bestärken eigene Grenzen wahrzunehmen und sich bei professionellen Helfern Rat zu holen. Dadurch, dass Krankenhausmitarbeit die Möglichkeit haben, auch nach dem Krankenhausaufenthalt die Pflegesituation mit zu steuern, werden sektorenübergreifende und vernetzende Tätigkeiten gefördert.

4.5. Initialpflegekurse

Im Gegensatz zu den beschriebenen Pflegetrainings, in denen die Zielgruppe Angehörige von Krankenhauspatienten mit (zu erwartender) Pflegestufe sind, können an den Initialpflegekursen alle Interessierten teilnehmen. (Gröning, Lienker & Sander, 2015, p. 12)

Die Initialpflegekurse umfassen zwölf Unterrichtseinheiten verteilt auf 4 Stunden innerhalb von drei Tagen. Sie sollen die Angehörigen dazu befähigen sich bewusst mit der Pflegesituation auseinander zu setzten. Zu der Vermittlung von Pflegetechniken gehören auch psychosoziale Elemente zum Kursinhalt. So sollen die pflegenden Angehörigen gestärkt werden die häusliche Pflege zu sichern, individuell zu gestalten und familiale Pflegenetzwerke zu bilden. (Gröning, Lienker & Sander, 2015, p. 12) Dadurch schafft das Förderprogramm auch die Möglichkeit Angehörige zu erreichen, dessen Pflegebedürftigen zurzeit nicht im Krankenhaus untergebracht sind. Es lässt sich vermuten, dass dadurch die häusliche Pflegesituation stabilisiert werden kann und möglicherweise sogar Krankenhausaufenthalte vermieden werden können.

4.6. Qualitätschecks

Die Qualitätschecks dienen dazu, die erfolgreiche Überleitung der pflegebedürftigen Person sicherzustellen. Daher wird empfohlen, den Qualitätscheck unmittelbar nach der Entlassung durchzuführen, damit schnellstmöglich ein Bild von der häuslichen Situation gewonnen werden kann. Im Fokus steht die Überprüfung der Versorgung mit Hilfsmitteln, aber auch die Verträglichkeit, Einnahme und Dosierung von Medikamenten, sowie die Wohnraumgestaltung. (Gröning, Lienker & Sander, 2015, p. 11)

In der Evaluation des Projekts zeigte sich, dass die Hilfsmittelfehlversorgung ein großes Problem in der häuslichen Pflege darstellt. Die Probleme resultieren aus den Schnittstellen zwischen Angehörigen und Institutionen, wenn die Angehörigen einerseits mangelhaft informiert und mit der Vielschichtigkeit der Hilfsmittelversorgung überfordert sind. Andererseits, wenn die Gegebenheiten der häuslichen Situation von den professionellen Akteuren des Gesundheitssystems nicht korrekt oder gar unzureichend erfasst wird. (Blomenkamp et al., 2014, p. 11)

Weiterhin entstehen Probleme aus der Unwissenheit von Angehörigen. Unwissenheit über den richtigen Umgang mit den Hilfsmitteln, was zu Risiko- und Mängellagen führen kann. (Blomenkamp et al., 2014, p. 6) Beispielsweise beschrieben Pflegetrainer prekäre Hygienesituationen, in denen Angehörige aufgrund fehlender Hilfsmittel einen Müllsack und eine Wolldecke zur Inkontinenzversorgung nutzen. Auch Unwissenheit bezüglich der ihn zustehenden Hilfe- und Sachleistungen tragen zur Entstehung von Mangel- und Risikolagen bei. Besonders bei der Beantragung von Hilfsmitteln bei den zuständigen Kassen, erschweren Antragshürden, Bearbeitungszeiträume und starre Verfahrensprozesse eine schnelle Hilfeleistung. Die Kommunikation mit den jeweiligen Institutionen wird insgesamt nicht als Unterstützung gesehen, sondern als schwierig, aufreibend und bis hin zu deprimierend und verständnislos, wenn es zu einer Ablehnung der Anträge kommt. (Blomenkamp et al., 2014, p. 14 ff.)

Die Phasen der Beantragung, Bewilligung, Beschaffung und Nutzung der Hilfsmittel, bauen aufeinander auf. Startet dieser Prozess schon mit einer professionell und genau formulierten Beantragung, begünstigt das den weiteren Verlauf, was schließlich weniger Probleme bei der Nutzung zur Folge hat. Besonders problematisch werden die Phasen der Bewilligung und Nutzung gesehen. (Blomenkamp et al., 2014, p. 9)

Die Qualitätschecks sind also ein wichtiges Instrument, um vielen Problemlagen (Hilfsmittelfehlversorgung, unzureichende Wohnraumanpassung, etc.) entgegenzuwirken. Da die Qualitätschecks jedoch erst nach der Entlassung durchgeführt werden und beispielsweise entsprechende Wohnraumanpassungen (beispielsweise ein barrierefreies Badezimmer) durchaus mehrere Wochen in Anspruch nehmen können, ist hier kritisch zu beurteilen, ob die Angehörigen dadurch die notwendigen Hilfen auch zur richtigen Zeit erhalten.

5. Fazit

Das Konzept der familialen Pflege deckt an vielen Stellen den erhobenen Beratungs- und Schulungsbedarf von pflegenden Angehörigen und pflegenden Familien, bzw. wirkt dem erhobenen Bedarf und den zu erwartenden Belastungen der häuslichen Pflege entgegen.

Zusammenfassend ist festzuhalten, dass pflegende Angehörige eine heterogene Zielgruppe mit vielen verschiedenen Merkmalen und individuellen Belastungssituationen sind. Dennoch ließen sich in den beiden Studien einige Gemeinsamkeiten erkennen, die anscheinend immer wieder zu Belastungssituationen führen. Fehlende Kenntnisse zur Organisation des Pflegealltags, fehlende manuelle Fähigkeiten in Bezug auf Pflegetechniken, sowie die mangelnde Transparenz der Leistungszugänge des Gesundheitswesen sind nur einige davon.

Bei dem Förderprogramm der Familialen Pflege handelt es sich um ein fortlaufend evaluiertes Konzept mit vielschichtigen Angeboten. Ob jedoch die Grundannahme, dass eine zehn tätige Hochschulpräsenzzeit und begleitende Selbststudienarbeiten, dazu ausreichen die Pflegetrainer auf den bevorstehenden Beratungsbedarf und die differenzierten, sich wandelnden Familienstrukturen vorzubereiten, sei aufgrund der komplexen Versorgungs- und Belastungssituationen kritisch zu hinterfragen. Da zurzeit auch eine fehlende Berufsperspektive für akademisierte Pflegekräfte diskutiert wird, bietet sich hier die Chance das Angebot auch über akademisierte Pflegende auf Bachelorniveau zu gestalten. Wichtig ist es zudem die Pflegetrainer konsequent in das Entlassungsmanagement zu integrieren und Aufgaben und Verantwortungen klar zu benennen, um Unsicherheiten bei Angehörigen und Professionellen zu vermeiden.

Die Niederschwelligkeit des Beratungsangebots erscheint für die Implementierung von besonderer Bedeutung, damit dieses Angebot nicht auch zu einer bekannten aber ungenutzten Form der Entlastung wird. Ansonsten bieten die verschiedenen Angebote die sich nach dem Erstgespräch ergeben können (u.a. Familiengespräche, Pflegetrainings, Qualitätscheck oder Gesprächskreise) viele Chancen den Belastungssituationen von pflegenden Angehörigen zu begegnen. Sie können präventiv wirken und durch gezielte Interventionen Belastungen im Vorfeld vermeiden. Beispielsweise können mit den Angehörigen benötigte Hilfsmittel herausgearbeitet, sowie frühzeitig anfordert werden. Der Umgang mit diesen Hilfsmitteln kann sodann in der eigenen Häuslichkeit erlernt und das Ergebnis auf Qualität überprüft werden. Die Angebote können aber gut auf bestehende Belastungssituationen einwirken. So können die Familiengespräche exemplarisch dazu dienen, hochbelastete alleine Pflegende zu entlasten, indem ihr und weiteren Angehörigen die Belastungssituation bewusst gemacht und die Verantwortungen neu verteilt werden.

Wie auch durch Schmidt (2012) beschrieben, darf sich die Pflegeberatung im Entlassungsprozess aber nicht nur auf die Vermittlung von Wissen und technischen Fähigkeiten beschränken, sondern muss auch auf die Veränderungen des eigenen Alltags durch die Pflegebedürftigkeit des Angehörigen vorbereiten. Sie müssen Ressourcen vermitteln, die dabei unterstützen, die zu erwartenden physischen und psychischen Belastungen zu verarbeiten. (Schmidt, 2012, p. 46) Die Pflegetrainer des Projekts der familialen Pflege müssen dazu beitragen, dass Angehörigen trotz enger emotionaler Bindung lernen, auch professionelle Distanz zu wahren, um zu erkennen, wann externe Hilfe notwendig wird.

6. Literaturverzeichnis

Bestmann, Beate; Wüstholz, Elisabeth; Verheyen, Frank (2014): Pflegen: Belastungen und sozialer Zusammenhalt. Eine Befragung zur Situation von pflegenden Angehörigen. Hamburg: WINEG Wissen 04. Techniker-Krankenkasse.

Blomenkamp, Lena; Kamen, Ruth von; Lagedroste, Carina; Seifen, Stephan (2014): Problemlagen der Hilfsmittelversorgung im Übergang aus dem Krankenhaus in die häusliche Pflegesituation. Forschungsbericht. Bielefeld: Universität Bielefeld.

Deutsches Netzwerk für Qualitätsentwicklung in der Pflege (Herausgeber) (2009): Expertenstand Entlassungsmanagement in der Pflege. Unter Mitarbeit von Doris Schiemann, Martin Moers, Petra Blumenberg, Moritz Krebs und Heiko Stehling. Osnabrück: Hochschule Osnabrück.

Dangel, Bärbel (2004): Pflegerische Entlassungsplanung. Ansatz und Umsetzung mit dem Expertenstandard. München: Elsevier.

Döbele, Martina (2008): Angehörige pflegen. Ein Ratgeber für die Hauskrankenpflege. Heidelberg: Springer.

Dörpinghaus, Sabine (2004): Überleitung und Case-Management in der Pflege. Hannover: Schlütersche (Pflege).

Garms-Homolova, Vjenka; Schaeffer, Doris: Die Bedeutung des Krankenhauses für die Versorgung alter Menschen. In: Das Krankenhaus: Kosten, Technik oder humane Versorgung. Deppe H-U (Ed); Reihe Medizin und Gesellschaft, Frankfurt/Main [u.a.]: Campus: 119–133.

Gittler-Hebestreit, Norbert (2006): Pflegeberatung im Entlassungsmanagement. Grundlagen, Inhalte, Entwicklungen. Hannover: Schlütersche (Pflege).

Gröning, Katharina; Lienker, Heinrich; Sander, Brunhild (2015): Neue Herausforderungen im Übergang vom Krankenhaus in die familiale Pflege. Bielefeld: Universität Bielefeld.

Langhoff, Thomas (2009): Den demographischen Wandel im Unternehmen erfolgreich gestalten. Eine Zwischenbilanz aus arbeitswissenschaftlicher Sicht. Berlin, Heidelberg: Springer Berlin Heidelberg.

Lutz, Wolfgang; Stangier, Ulrich; Maercker, Andreas; Petermann, Franz (2012): Klinische Psychologie. Intervention und Beratung. 1. Auflage. Göttingen: Hogrefe Verlag.

Matschke, Gabriele (2010): Expertenstandard Entlassungsmanagement in Krankenhäusern und Rehabilitationseinrichtungen - Anspruch und Wirklichkeit. Hamburg: Diplomica Verlag.

Schmidt, Simone (2012): Expertenstandards in der Pflege - eine Gebrauchsanleitung. 2. überarbeitete Auflage. Berlin: Springer.

Schneekloth, Ulrich; Wahl, Hans Werner (2005): Möglichkeiten und Grenzen selbstständiger Lebensführung in privaten Haushalten (MUG III). Repräsentativbefunde und Vertiefungsstudie zu häuslichen Pflegearrangements, Demenz und professionellen Versorgungsangeboten. Integrierter Abschlussbericht im Auftrag des Bundesministeriums für Familie, Senioren, Frauen und Jugend. München.

Sonntag, Katja; Reibnitz, Christine von (2014): Versorgungskonzepte für Menschen mit Demenz. Praxishandbuch und Entscheidungshilfe. Berlin, Heidelberg: Springer.

Wiedenhöfer, Dirk (2010): Entlassungsmanagement. Versorgungsbrüche vermeiden, Schnittstellen optimieren. 1. Auflage. Bern: Huber

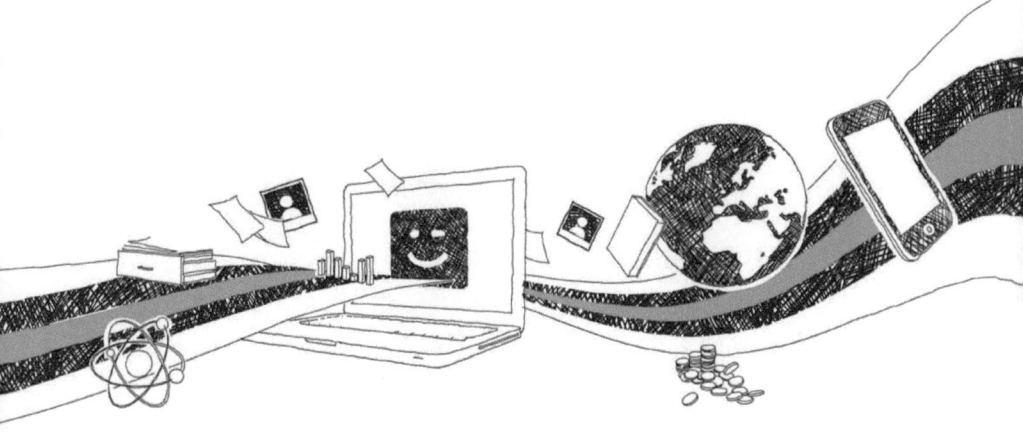
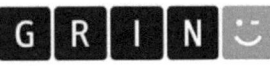